NOTES

ET

OBSERVATIONS

DE LABORATOIRE

PAR

A. PANNETIER

Pharmacien de 1re classe, ex-interne des Hôpitaux de Paris
Essayeur breveté de l'Administration des Monnaies
Secrétaire de la rédaction du *Centre Médical et Pharmaceutique*
Membre correspondant de la Société d'Hygiène de l'Enfance
Membre de la Société des Sciences médicales de Gannat.

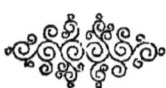

MONTLUÇON

IMPRIMERIE ᴅᴜ CENTRE MÉDICAL ᴇᴛ PHARMACEUTIQUE

—

1895

DU MÊME AUTEUR :

NOUVEAU PROCÉDÉ DE CONSERVATION DES CADAVRES ET DES PIÈCES DESTINÉES AUX RECHERCHES TOXICOLOGIQUES. — Communication au Congrès des Sociétés savantes, à Paris, 1888.

LAVOISIER ET LES SCIENCES MÉDICALES. — Montluçon, imprimerie du *Centre Médical et Pharmaceutique.*

SOUS PRESSE :

ÉTUDE D'HYGIÈNE PROFESSIONNELLE SUR LA PHARMACIE.

NOTES ET OBSERVATIONS

DE LABORATOIRE

NOTES

ET

OBSERVATIONS

DE LABORATOIRE

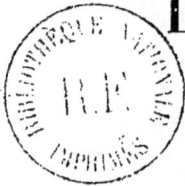

PAR

A. PANNETIER

Pharmacien de 1ʳᵉ classe, ex-interne des Hôpitaux de Paris
Essayeur breveté de l'Administration des Monnaies
Secrétaire de la rédaction du *Centre Médical et Pharmaceutique*
Membre correspondant de la Société d'Hygiène de l'Enfance
Membre de la Société des Sciences médicales de Cannat.

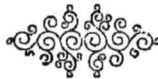

MONTLUÇON

IMPRIMERIE du CENTRE MÉDICAL et PHARMACEUTIQUE

—

1895

NOTES ET OBSERVATIONS

DE LABORATOIRE

I

LE GOMMO-PHOSPHATE DE CHAUX

Dans son numéro du 15 avril 1888, le *Journal de Pharmacie et de Chimie* a publié une note de M. Sambuc sur le gommo-phosphate de chaux. Au dire de l'auteur, ce nouveau sel de chaux ou phosphate bicalcique solubilisé par l'acide gommique, aurait sur les autres sels de chaux médicinaux solubles, chlorhydrophosphates, lactophosphates, citrophosphates, le double avantage d'être plus assimilable et de « substituer à ces sels dont les acides sont inutiles, sinon « dangereux, un composé utile, le gommo-phosphate de « chaux, c'est-à-dire une gomme régénérée et douée, comme « les gommes naturelles, des propriétés bienfaisantes les « plus recherchées dans les affections auxquelles convient « le phosphate de chaux. »

Ce gommo-phosphate de chaux m'a paru très intéressant au point de vue thérapeutique, et désireux de le connaître plus complétement, j'ai cherché à le préparer suivant la méthode donnée par M. Sambuc, à savoir : attaque de la gomme par l'acide chlorhydrique, dialyse du produit pour éliminer les chlorures de chaux, de soude et de magnésie, et isolement de l'acide gommique qui, par son mélange avec du phosphate bicalcique récemment préparé, doit donner une solution presque complète dudit gommo-phosphate de chaux.

Ce mode opératoire, scrupuleusement suivi, ne m'a pas donné de résultat satisfaisant : La solution du phosphate bicalcique a été loin d'être complète ; de plus le procédé m'a paru long et peu pratique ; ainsi, pour la dialyse portant sur une dose de 300 gr. de gomme, il m'a fallu 70 litres d'eau distillée pour arriver à avoir une solution d'acide gommique ne présentant que des traces de chlorures. D'ailleurs, après cette longue opération, j'ai constaté que cet acide gommique renfermait encore de grandes quantités de chaux et de magnésie.

J'ai cherché à simplifier le procédé en passant par la préparation classique de l'acide gommique légèrement modifiée.

Je commence donc par préparer l'acide gommique pur. Pour cela, je fais une solution de gomme du Sénégal au 1/5 ; après filtration, j'ajoute de l'acide chlorhydrique en poids égal à la gomme. Après 24 heures de contact et agitation fréquente, je mêle le tout avec du sable de verrier, nettoyé par une calcination préalable. Ce sable a pour but d'empêcher l'acide gommique de se prendre en grumeaux lors de sa précipitation, ce qui gênerait les lavages qu'il doit subir dans la suite. J'ajoute dix volumes d'alcool à 90° en agitant vivement. L'alcool précipite l'acide gommique insoluble, je le lave par décantation avec de nouvel alcool à 90°.

Le mélange d'acide gommique et de sable est traité par l'eau distillée qui dissout l'acide gommique.

Je précipite de nouveau l'acide gommique par de l'alcool en quantité suffisante, je le recueille sur un filtre et le sèche à l'étuve. (Il ne doit donner aucun résidu à la calcination).

Voici maintenant comment je procède pour préparer le gommo-phosphate de chaux :

Au lieu d'ajouter le phosphate bicalcique, comme dans le procédé Sambuc, je prépare ce phosphate au sein même de la solution d'acide gommique, comme il suit :

A une solution d'acide gommique, 150 gr., dans eau 500 gr., on ajoute une autre solution composée de :

Phosphate de soude. . . .   22 gr.
Eau. . . . .   100 gr.

Puis une troisième solution de :

Chlorure de calcium. . . .   13 gr. 50
Eau . . . .   50 gr.

Remuer vivement, filtrer la solution qui est composée de gommo-phosphate de chaux et de chlorure de sodium.

On précipite par l'alcool à 90°, après addition de sable de verrier.

On lave à l'alcool à 90°, en faisant de temps en temps une prise d'essai pour constater l'absence de chlorure.

On redissout dans l'eau distillée, on reprécipite par l'alcool ; le gommo-phosphate est recueilli et séché à l'étuve.

Ce sel a un aspect amorphe et porcelanique ; il est très soluble dans l'eau. Cette solution a une réaction légèrement acide. M. Sambuc dit qu'elle s'altère dans l'espace d'un mois. Mais cet inconvénient est sans importance, la solution pourra être faite extemporanément et la préparation pour rester magistrale n'en aura que plus de garanties de fraîcheur.

La formule n'en est pas établie, il serait intéressant de voir si ce gommo-phosphate de chaux est un sel déterminé, ou bien un mélange de phosphate et de gommate de chaux, analogue au sel chlorhydrophosphate de chaux, que l'on suppose être formé de phosphate CaO, PhO^5 et de chlorure de calcium.

Je dois cependant dire que le phosphate du mélange, si mélange il y a, ne serait pas le phosphate CaO, PhO^5, métaphosphate supposé celui du chlorhydrophosphate, car les sels d'argent sont précipités en jaune par le gommo-phosphate de chaux, et ce sel ne précipite pas le chlorure de baryum. Or on sait que les métaphosphates précipitent les sels d'argent en blanc ainsi que le chlorure de baryum.

Ce sel présente de l'intérêt à plusieurs points de vue ; aussi je me propose bien d'en étudier plus complètement la composition et les propriétés, laissant à d'autres plus compétents le soin d'apprécier sa valeur en thérapeutique.

II

L'EULYPTOL N'EST QU'UN MÉLANGE (1)

Ce nom d'eulyptol éveille dans l'esprit l'idée d'un composé chimique bien défini, et le docteur Schmeltz, de Nice, qui l'a imaginé, estime que ce produit est bien une combinaison, car, à l'analyse, il n'a pas retrouvé l'acide phénique (*Bulletin général de thérapeuthique, 1886*).

J'ai repris l'analyse de ce corps et crois avoir établi qu'il n'est qu'un simple mélange d'acide salicylique, de phénol et d'essence d'eucalyptus.

Voici comment j'ai opéré :

5 gr. d'eucalyptol ont été triturés avec environ 10 gr. d'alcool à 90°.

L'addition de 100 gr. d'eau distillée a formé dans la solution un abondant précipité floconneux. Le tout a été jeté sur un filtre, puis lavé avec 50 gr. d'eau distillée, et les eaux de lavage ont été réunies à la liqueur filtrée.

Le précipité et la liqueur ont été examinés séparément.

1° Examen du précipité. — Une partie dissoute dans un peu d'alcool a donné par la perchlorure de fer la coloration violette intense, réaction commune à l'acide salycilique et à l'acide phénique, mais une portion également dissoute dans l'alcool, puis additionnée de quelques gouttes d'ammoniaque n'a pas donné par l'hypochlorite de chaux la réaction du phénol. D'ailleurs une troisième partie du précipité traitée par un peu de sodium amalgamé a mani-

(1) Publié par le *Journal de Pharmacie et de Chimie*, 5ᵉ série, tome xx, p. 529.

festé l'odeur d'essence de Gaultheria, aldéhyde salicylique.

2° Examen du liquide filtré. — En revanche, la liqueur filtrée a donné une magnifique coloration bleue par l'ammoniaque et l'hypochlorite de chaux, manifestation caractéristique du phénol qui, plus soluble que l'acide salicylique dans l'eau alcoolisée, avait été complètement séparé du mélange.

Pour déceler la présence de l'essence d'eucalyptus non altérée, j'ai dû chercher une réaction typique. J'ai trouvé un moyen très sensible qui manifeste la présence d'une goutte d'essence d'eucalyptus dans 50 grammes d'alcool :

A deux centimètres cubes environ de cette solution alcoolique j'ajoute quelques gouttes d'acide sulfurique qui gagnent le fond du tube. On constate alors à la zone de séparation de l'acide et l'alcool eucalyptique de haut en bas :

1° Une mince couche d'alcool légèrement teinté en rose chair,

2° Une couche un peu plus foncée passant graduellement au brun rougeâtre,

3° La couche supérieure de l'acide sulfurique teintée en jaune.

Cette réaction faite directement sur une solution d'eulyptol, a dénoté la présence de l'essence d'eucalyptus.

On doit évidemment conclure que des éléments aussi facilement séparables par de simples lavages méthodiques, et manifestés chacun avec sa réaction propre ne sont pas combinés.

Je me suis de plus assuré que cette réaction du phénol par l'hypochlorite de chaux se faisait aussi bien directement avec l'eulyptol et n'était pas gênée par l'acide salycilique ni l'essence d'eucalyptus.

Ce n'est cependant pas sans raisons, au moins bonnes en apparence, que l'eulyptol a été considéré comme un composé défini. Voici probablement celles qui ont pu induire en erreur :

A. — Lorsqu'on prépare l'eulyptol, pendant la trituration

de l'acide phénique, de l'acide salicylique et de l'essence, il se produit une sorte de liquéfaction, le mélange prend une consistance très molle que la présence d'une goutte d'essence comme délayant ne suffit pas à expliquer.

En faisant séparément le mélange de chacun des composants j'ai constaté :

1° Que l'acide salicylique trituré avec le phénol garde la consistance pulvérulente.

2° Il en est de même du mélange d'acide salicylique et d'essence d'eucalyptus.

3° Mais l'addition d'une faible portion d'essence au phénol le liquéfie presque instantanément. Ce n'est pas là le résultat d'une combinaison chimique, mais un simple phénomène de dissolution que l'on voit se produire sur le phénol lui-même par addition d'une partie d'alcool à neuf de phénol. C'est ainsi que le camphre liquéfie les acides gras comme nous le constatons journellement en pharmacie : la pommade camphrée a une consistance plus molle que l'axonge qui sert à la préparer ; l'huile camphrée ne laisse pas précipiter en hiver l'acide margarique qui constitue le figé de l'huile d'olive excipient de l'huile camphrée.

B. — L'autre considération qui peut faire supposer que l'eulyptol est une combinaison est que ce corps, mou au moment de la préparation, durcit à l'air.

Si nous remarquons d'une part que les réactions des composants sont aussi nettes sur l'eulyptol sec que sur l'eulyptol mou, et d'autre part que l'eulyptol ne durcit pas en flacon bouché, nous ne pouvons pas davantage admettre l'idée d'une combinaison. Il est au contraire très naturel d'expliquer ce durcissement à air libre par l'évaporation d'une partie de l'essence et par la résinification, l'oxydation de l'autre au contact de l'air.

C. — Enfin les nouvelles propriétés thérapeutiques de l'eulyptol, que le Dr Schmeltz déclare différentes de celles de ses composants, ne seraient-elles pas la résultante des propriétés de chacun de ces composants qui, par leurs actions réunies ou modificatrices l'une envers l'autre, donneraient à l'eulyptol cette supériorité sur le phénol et l'acide salycilique ? Cette question serait intéressante à étudier.

III

NOTE SUR LES SOLUTIONS HYDROALCOOLIQUES DE
THYMOL (1)

La formule de la solution de thymol généralement donnée est la suivante :

> Acide thymique, 1 gr.
> Alcool,   4 gr.
> Eau,   995 gr.

Cette formule impossible à réaliser est à modifier.

Ainsi que le docteur Leblanc le dit d'ailleurs, l'acide thymique est peu soluble dans l'eau, très soluble dans l'alcool ; mais l'addition de ce dernier ne facilite pas la solution de l'acide dans l'eau, dans les mêmes limites que pour le phénol. Loin de là, en exécutant la formule ci-dessus, on voit l'acide thymique surnager en gros flocons cristallins.

J'ai cherché à établir quelle quantité minima d'alcool il faut ajouter à 1 gramme d'acide thymique pour faire une solution hydro-alcoolique parfaite.

Dans des tâtonnements portant sur 10, 15, 20, 30, 35 gr. d'alcool à 96°, j'ai constaté que l'addition d'une faible proportion d'eau, augmentant d'ailleurs avec la quantité d'alcool, produisait d'abord un trouble laiteux formé d'acide thymique encore dissous dans l'alcool et séparé en petits globules. En ajoutant une proportion d'eau plus grande, l'acide thymique se dissout en partie et le reste vient surnager en flocons.

A mesure que la quantité d'alcool ajouté augmente,

(1) *Bulletin de la Société des Sciences médicales de Gannat* 1887-1888.

les flocons d'acide thymique sont plus petits et moins nombreux.

Il faut amener à 40 gr. la quantité d'alcool à 96° pour qu'il n'y ait aucune séparation de thymol. On passe également par les deux phases, le précipité laiteux se produit par l'addition de 85 gr. d'eau et il se redissout complètement dans 700 nouveaux grammes d'eau.

L'alcool ainsi formé par 40 gr. d'alcool à 96° et 785 gr. d'eau marquait environ 12° Cartier, mais 1 gr. d'acide thymique ne se dissout pas directement dans cette quantité d'alcool à 12°, il faut le dissoudre dans l'alcool à 96°, puis ajouter l'eau.

Pour 2 gr. la proportion d'alcool et d'eau est doublée ; pour 50 centigr. ces quantités sont moitié moindres.

Concluons :

1° Pour solubiliser dans l'eau 1 gr. d'acide thymique cristallisé il faut 40 gr. d'alcool à 96°.

2° La solution hydro-alcoolique d'acide thymique au 1/1000 se formulera :

Acide thymique,   1 gr.
Alcool à 96°,   40 gr.
Eau,   959 gr.

3° La formule d'une solution hydro-alcoolique d'acide thymique avec Q. S. minima d'eau et d'alcool pour 1,000 gr. de solution sera :

Acide thymique, 1 gr. 21, en chiffres ronds   1 gr. 20
Alcool à 96°,   48 gr. 48,   —   48 gr. 50
Eau distillée, 951 gr. 52,   —   950 gr.

— La glycérine ne solubilise pas l'acide thymique comme elle le fait pour l'acide phénique.

IV

DEUX CAS DE FALSIFICATIONS DE SUBSTANCES

MÉDICAMENTEUSES

On l'a dit bien des fois, aujourd'hui la falsification est un art, presqu'une science.

Cette science compose, crée des substances qui ont l'air d'être ce qu'elles ne sont pas, et vise à faire toutes choses de rien. Un art ! Sait-on tous les ingénieux subterfuges, tout le talent dépensé, passez-moi le mot, à parer des plumes du paon la pseudo-drogue, le pseudo-aliment.

La brique pilée dans le kermès, la fuschine dans le vin, la chicorée dans le poivre cubèbe, sont laissées de côté, comme de vieux moyens usés dont on voit trop les ficelles. Cependant, il y a des procédés qui pour être anciens n'en sont pas moins toujours en honneur. Je veux parler de la falsification *in se et per se* qui trouve dans la substance elle-même le produit inerte d'altération et qui a de cette façon la malice de dérouter les naïfs qui ne croient à la fraude que par l'addition d'éléments étrangers. Le mouillage du *vin de vigne,* la fabrication du chocolat *pur cacao* avec des coques de cacao datent de loin, et journellement, certains fabricants de poudres médicamenteuses peu délicats fraudent ainsi leurs produits en poussant aux dernières limites des pulvérisations, telles que celle de l'ipéca que le codex recommande de ne pas complètement pulvériser, de peur d'introduire dans la poudre le méditullium ligneux absolument ment inerte.

Dans le courant de 1888, j'ai eu l'occasion de constater ce genre de falsification portant justement sur une poudre médicamenteuse : la poudre du poivre cubèbe.

Voici la marche que j'ai suivie pour déterminer cette fraude, ainsi qu'un *procédé pour reconnaître la falsification des extraits pharmaceutiques et de la poudre de gomme arabique par la dextrine* :

I

FALSIFICATION DE LA POUDRE DE CUBÈBE

J'ai eu entre les mains un échantillon de cubèbe composé de quelques fruits et des trois quarts de pédoncules fructifères. La poudre d'un tel cubèbe devant être quatre fois moins active que la poudre officinale, j'ai cru devoir les caractériser et les distinguer l'une de l'autre.

Comme aspect, elles présentent peu de différences, la couleur du faux cubèbe est un peu plus pâle. L'odeur et la saveur de la poudre officinale sont plus accentuées.

Je pensais pouvoir déterminer par la réaction de l'acide sulfurique la richesse du cubèbe en cubébin. Je dus y renoncer, le faux cubèbe m'ayant donné une coloration rouge de grande intensité ; un essai de contrôle m'a d'ailleurs montré combien cette réaction est sensible : j'ai obtenu une magnifique couleur rouge avec une teinture alcoolique de poivre cubèbe, préalablement lessivé par cinq fois son poids d'alcool à 85° bouillant.

Il est évident qu'on aurait pu doser le cubébin en l'isolant, mais l'échantillon était trop petit pour entreprendre cette manipulation.

L'examen microscopique a été caractéristique : Une étude comparative a fait retrouver dans l'un et l'autre échantillon des caractères du grain de cubèbe : cellules pierreuses du péricarpe, cellules aplaties jaunâtres du méso-carpe, cellules polygonales de l'endocarpe, gouttelettes d'essence, corpuscules amylacés de la graine. Ces éléments étaient sans aucun doute apportés à la poudre falsifiée par les quelques grains de cubèbe que l'échantillon renfermait, mais cette poudre se distinguait nettement de la poudre officinale par le grand nombre des *trachées* et des *fibres ligneuses* provenant des grabeaux.

Nous concluons de cette observation que le pharmacien a raison de préparer lui-même ses poudres médicinales aussi bien que ses autres produits, et si son installation ne le lui permet pas, il aura raison de ne pas accepter sans contrôle les poudres qui sont peut-être les préparations le plus souvent falsifiées.

II

PROCÉDÉ POUR RECONNAITRE LA PRÉSENCE DE LA DEXTRINE DANS LES EXTRAITS PHARMACEUTIQUES ET DANS LA POUDRE DE GOMME ARABIQUE.

La falsification des extraits par la dextrine est plus fré-quente qu'on le pense. Cette substance, ajoutée à point à l'extrait avant l'évaporation complète, lui donne une bonne consistance qui permet d'arrêter plus tôt l'opération tout en augmentant le rendement. Très soluble dans l'eau, la dextrine ne se dévoile pas en se séparant de l'extrait dont on fait une solution, et quelques fabricants sans scrupules ne manquent pas d'en profiter.

Voici le procédé que je propose pour reconnaitre dans les extraits la dextrine, même en petite quantité. L'essai a été fait sur un extrait de belladone dextriné au dixième et sur

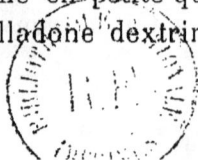

un autre extrait normal préparé dans mon laboratoire et dont j'étais absolument sûr.

On dissout par simple trituration deux grammes d'extrait à essayer dans 50 grammes d'eau distillée froide. On ajoute cinq grammes de sous-acétate de plomb liquide. La liqueur incolore séparée du précipité par filtration tient en dissolution l'excès de sous-acétate de plomb et la dextrine s'il y en a.

On sépare le plomb, soit par addition d'acide sulfurique, ou mieux en faisant passer dans la liqueur un courant d'hydrogène sulfuré jusqu'à refus. Après refroidissement on ajoute un volume égal d'alcool fort.

Si la liqueur renferme de la dextrine il se forme un précipité floconneux. La liqueur reste limpide si l'extrait était normal.

Comme les extraits falsifiés sont ordinairement dextrinés à plus d'un dixième, il n'est pas toujours nécessaire d'évaporer le liquide avant de faire la réaction décisive.

Le principe général de ce procédé servira aussi à découvrir la falsification de la gomme arabique en poudre par la dextrine que le sous-acétate de plomb ne précipite pas de ses solutions.

Il est important de séparer par l'hydrogène sulfuré tout le sel de plomb qui précipiterait par l'alcool fort et fausserait ainsi le résultat.

La dextrine peut être recueillie, lavée à l'alcool fort, puis caractérisée par les moyens ordinaires (pouvoir rotatoire, précipitation par l'acétate de plomb ammoniacal).

Ce procédé très rapide a l'avantage d'une grande précision car la réaction est si nette que nous ne doutons pas qu'elle permette de doser une plus petite quantité de dextrine.

V

CURIEUX CAS DE FALSIFICATION PATHOLOGIQUE.
ANALYSE D'URINES PRÉSENTANT L'ASPECT D'URINES
HÉMAPHÉIQUES. (1)

Je vous demande la permission, Messieurs, de vous conter un de ces cas de falsifications pathologiques que les vieux praticiens ont tous rencontrés avec des variantes souvent très drôles, et contre lesquels les jeunes devront toujours être en garde. C'est un pendant au soldat *carottier*, qui présente au major comme un eczéma l'érythème géométrique d'un sinapisme carré, et le macaroni de sa gamelle comme un ver intestinal qui lui ronge les entrailles.

Le 7 août 1888, le Dr Fabre me montrait l'urine d'une jeune fille très obtuse d'intelligence, retenez ceci, qui depuis plus d'un mois prétendait uriner du sang. Cette fille venait d'avoir un ictère qui avait duré six semaines. Le liquide très trouble était en effet d'un rouge *carmin* qui, je dois le dire, nous parut beaucoup trop vif pour être attribué à du sang, même artériel. D'ailleurs, un rapide examen finit de nous convaincre que l'urine en question n'était pas sanguinolente.

En cherchant à isoler et à caractériser le pigment, je constatai un fait curieux dans les divers petits échantillons d'urine que la jeune X... mettait chaque jour avec la meilleure grâce à notre disposition : les mêmes réactifs n'avaient pas toujours la même action sur ce colorant qui,

(1) Communication à la Société des Sciences Médicales de Gannat.

tantôt était très soluble dans l'eau et tantôt insoluble, tantôt se dissolvait dans les alcalis avec une magnifique nuance rouge cerise, tantôt au contraire, perdait cette belle teinte dans les mêmes circonstances.

L'urine elle-même, avait des variations de couleur : passant, suivant l'échantillon, du rouge vineux à une apparence louche avec corpuscules en suspension. Je remarquais aussi, ce qui est à retenir, que l'urée paraissait diminuer à mesure que la coloration augmentait. Toutes ces réactions établissaient à priori que nous n'avions pas affaire à des pigments rouges que l'on trouve le plus souvent dans l'urine ; les réactifs Gmelin et Pettenkofer étaient négatifs au point de voir des pigments biliaires auxquels nous avions pensé, en nous souvenant que la malade avait eu précédemment de l'ictère.

Il nous restait à voir l'uro-érythrine, colorant de l'uro-purpurate de soude, dont les réactions n'ont pas encore été établies nettement.

Je me proposais de porter mes recherches de ce côté, quand une brûlure par accident, que je qualifierai de providentielle, me força à abandonner pendant quelques jours mes occupations de pharmacie. Je profitai de ce repos forcé pour reprendre l'étude des urines qui, jusqu'ici, n'avaient été examinées qu'à bâtons rompus. Il me fut facile de diviser tous mes échantillons en deux catégories, sur lesquelles j'entrepris de faire une étude comparée.

En procédant par méthode, je reconnus d'une part *toutes les belles réactions de la fuschine !* et de l'autre, *celles du carmin !*

Il n'était pas étonnant que l'urée diminuât en même temps que le colorant augmentait: l'ingénue diluait son urine avec des solutions de rosaniline ou du carmin délayé dans l'eau ! (1)

(1) Encre rouge, ou *teintures instantanées* des droguistes.

Vous voyez, Messieurs, mon désappointement. Dans notre naïve et bonne foi, le docteur Fabre et moi, nous avions accepté sans sourciller toutes ces réactions bizarres et variables. En écoutant la *simple* nous raconter que pareil accident lui était arrivé à Clermont, dans le service du Dʳ Tissier, nous l'avions crue incapable d'imaginer cet ingénieux subterfuge. Mais il a fallu nous rendre à l'évidence des réactions et admettre que ce que la fille X... n'avait pu faire par imagination d'esprit, elle l'avait trouvé dans la malice de ses mauvais instincts.

En effet, cette fille d'antécédents déplorables, que la misère et le vice, plutôt que la nature, avaient rendue presque idiote, abusant de la générosité du bureau de bienfaisance et du désintéressement de son médecin, avait trouvé cet excellent moyen de se rendre intéressante pour se procurer quelques douceurs, vin de quinquina et sirops.

Intéressante, elle l'est en effet pour nous, plus qu'elle ne s'en doute, car son histoire nous servira de leçon, et nous avons voulu en faire profiter nos collègues, médecins et pharmaciens, en les prévenant contre les supercheries que leur dévouement aveugle pourrait les empêcher de soupçonner.

VI

NOUVEAU PROCÈDÉ de DOSAGE des PASTILLES MÉDICINALES

— LEUR PRÉPARATION EXTEMPORANÉE (1)

Cette nouvelle méthode de préparation des pastilles médicinales dosées me paraît devoir rendre quelques services à la thérapeutique et à la pharmacie, tant par sa simplicité que par la commodité et la variété de ses applications.

Etant donné :

1° Que toutes les gouttes d'un même liquide comptées avec le même compte-gouttes pèsent toutes le même poids ;

2° Que la nature d'un liquide influe seule sur le poids de ses gouttes, quelle que soit d'ailleurs la proportion de matière dissoute qu'elle contienne (Boymond) ;

Il est facile d'amener à un titre voulu la goutte d'un liquide chargé d'un liquide médicamenteux. Cette goutte liquide déposée sur un corps absorbant lui communiquera son titre.

Si par exemple on prend comme absorbant la vulgaire pastille de menthe, et si on laisse tomber sur elle la goutte titrée, on la transforme en une pastille médicinale rigoureusement dosée.

J'ai choisi comme absorbant la pastille de sucre dite « à la goutte » pour plusieurs raisons : sa constitution poreuse lui permet de s'imprégner rapidement du liquide ; de plus, généralement aromatisée au citron ou à la menthe, elle constitue un agréable excipient ; enfin on la trouve partout.

(1) Publié par le *Journal de Pharmacie et de Chimie,* 5° série ; Tome XXVII, p. 353.

J'ai pris comme dissolvant l'alcool à 95°, qui ne dissout pas le sucre, s'évapore facilement, mais non sans avoir imprégné la pastille. Un autre liquide plus volatil, l'éther par exemple, ne déposerait le médicament qu'à la surface de la pastille.

Avec des pastilles de menthe à la goutte j'ai pu faire des pastilles dosées à 0,002 milligrammes d'acide phénique qui ont été accueillies comme des bonbons par les enfants dans des cas d'angines douteuses. — On peut aussi faire des pastilles à la cocaïne, à la morphine, à la santonine ou à tout autre principe médicamenteux.

La préparation de ces pastilles est très facile et s'applique au moins au grand nombre d'alcaloïdes et de principes actifs solubles dans l'alcool, l'éther ou le chloroforme.

On fait dans l'alcool à 95°, ou dans l'éther ou le chloroforme alcoolisés, une solution relativement faible du principe actif. On prend le poids d'un nombre quelconque de gouttes de cette solution. Partant du poids de la goutte et connaissant son titre actuel, il est facile de l'amener au titre qu'elle doit avoir en élevant d'une quantité proportionnelle le titre de la solution. Après avoir reçu la goutte médicamenteuse sur sa face plate, la pastille est séchée à l'air libre.

En présence d'un malade auquel répugnent les médicaments liquides, en présence d'un enfant difficile à soigner et pour lequel l'aspect bonbon des pastilles à la goutte sera une heureuse tromperie, dans tous les cas où s'impose la médication par les pastilles, le médecin pourra les formuler sans crainte de ne pas les trouver chez les pharmaciens qui, par ce procédé de titrage, pourront livrer les pastilles prêtes quelques minutes après en avoir reçu l'ordonnance.

C'est parce qu'elle est d'une réelle précision et d'une application commode et rapide que je soumets cette méthode au corps médical avec le désir de la voir vulgarisée et suivie par mes confrères auxquels elle pourra souvent être utile.

VII

ANALYSE DU LIQUIDE PROVENANT D'UN KYSTE

DU SEIN (1)

Ce liquide, de couleur madère foncé, d'aspect trouble, chatoyant par la présence d'abondantes petites paillettes micacées, n'avait aucune odeur, sa réaction était légèrement alcaline.

L'examen microscopique a établi que le suspensum était exclusivement composé de cholestérine qui a été chimiquement caractérisée et dosée.

Voici la marche suivie pour ce dosage de la cholestérine : 30 centimètres cubes, soit la presque totalité de l'échantillon, ont été jetés sur un filtre.

Le résidu a été dissout par un lavage au chloroforme ; la solution chloroformique, évaporée à douce température, a été, vers la fin de l'opération, additionnée de 25 centimètres cubes d'eau de chaux.

Après quelques minutes d'ébullition pendant lesquelles ont pu se former les savons de chaux, dans le cas où des matières grasses eussent accompagné la cholestérine, le tout a été jeté de nouveau sur un filtre. Le résidu, après dessication, a de nouveau été lessivé par le chloroforme.

La solution chloroformique, doucement évaporée dans une petite capsule tarée, puis maintenue à l'étuve à 100°, a donné 0,156 de cholestérine pure qui, dissoute dans le chloroforme, a été caractérisée par la réaction du perchlorure de fer en présence de l'acide sulfurique.

(1) Publié par le *Journal de Pharmacie et de Chimie*, 6ᵉ Série, Tome I, p. 307.

Qu'il me soit permis en passant d'indiquer un tour de main qui donne la plus grande netteté à cette réaction faite sur une solution de cholestérine à 1/1000 : 1 cmc de solution chloroformique, versé dans un tube à essais, est additionné sans précaution de 2 cmc d'acide sulfurique pur, qui, en vertu de sa densité, gagne le fond du tube. On ajoute trois gouttes de perchlorure de fer, puis on remue doucement le tube pour amener le perchlorure en contact de la couche sulfurique, tout en évitant de mélanger cette dernière à la couche chloroformique. On cesse de remuer au moment où se produit une légère réaction manifestée par quelques bulles partant de la séparation des couches.

La solution chloroformique prend alors une belle teinte rose violacé persistante.

On ajoute avec précaution à la surface de la solution chloroformique environ de 2 cmc d'eau distillée qui, si la réaction a été vivement conduite, se teinte à sa base en beau vert végétal.

Le mélange des liquides par légère agitation fait passer la teinte de la solution chloroformique par les nuances caractéristiques violet, bleu, pour arriver à la décoloration finale. Au repos, un précipité lilas clair se dépose au fond du tube.

— Le liquide kysteux séparé par la filtration était jaune foncé, limpide par transparence, légèrement opalin par réfraction, moussant par l'agitation, se coagulant en bloc par la chaleur et l'acide azotique ; sa densité était à 15°, 1022.

10 centimètres cubes du liquide, évaporés à l'étuve à 100°, ont donné 0 gr. 7410 d'extrait sec jaune d'or transparent.

La calcination a produit 0,027 de cendres.

Les albumines manifestées par l'acide azotique et la chaleur ont été caractérisées et dosées comme il suit :

A.

20 cmc de liquide, soumis à un dégagement d'acide carbo-

nique lavé, ont donné un précipité qui se redissolvait par le passage d'un courant d'air.

Ce précipité, recueilli sur un filtre taré puis lavé à l'eau de seltz et desséché à 100°, pesait 0,0282. (*Paraglobuline* et *fibrinogène*).

B.

Le liquide filtré, réuni aux eaux de lavage, a été additionné de sulfate de magnésie jusqu'à saturation. Il s'est formé un précipité (*fibrine dissoute, hydropisine*) qui, abondamment lavé avec une solution saturée de MgO, SO^3, puis à l'eau aiguisée d'acide azotique et enfin à l'éther alcoolisé, pesait 0 gr. 498 après dessication à 100°.

C.

Le liquide, filtré après précipitation par MgO, SO^3 réuni aux eaux de lavage, a été porté à 150 cmc sur lesquels : 1° 50cmc, traités par AzO^5 ont donné un précipité dont le poids était 0,128 (*sérine*).

Le liquide filtré n'a plus donné de réaction de l'albumine. L'échantillon, trop minime, n'a pas permis de pousser plus loin l'analyse.

Néanmoins les chlorures exprimés en chlorure de sodium ont pu être évalués à 0,462 0/0.

RÉCAPITULATION

Cholestérine.......	30cmc	contenaient	0,156	soit 0 g.	52	0/0
Extrait.............	10	»	0,710	» 7	41	0/0
Cendres...........	10	»	0,027	» 0	27	0/0
Paraglobuline.....	20	»	0,0282	» 0	141	0/0
Fibrine dissoute.	20	»	0,498	» 2	49	0/0
Sérine.............	20	»	0,184	» 1	92	0/0
Chlorures...... ...	10cmc	exprimé en NaCl »	0,0462	=0,462 0/0.		

VIII

ALLAITEMENT ARTIFICIEL ASEPTIQUE

Communication au Congrès des Sociétés Savantes, Paris 1895.

La stérilisation qu'on peut appeler industrielle a pour but surtout la très longue conservation du lait. Les appareils qui servent à la réaliser, les conditions de pression et de température dans lesquelles elle est produite, permettent de la considérer comme complète et d'admettre la destruction de tous les germes morbides.

Mais les procédés en usage dans l'hygiène domestique ont des prétentions plus modestes : ils ont en vue l'asepsie du liquide qui doit être consommé à une échéance relativement courte. Sans entrer dans les discussions qui ont surgi lors des premières tentatives de vulgarisation de ces moyens, maintenant implantés dans toutes les familles de nos grandes villes, il est à remarquer que, le plus souvent, certaines parties accessoires du récipient qui, pendant la tétée, seront en contact avec le lait, échappent à l'action stérilisatrice. En suivant aveuglement les excellents préceptes dictés par l'auteur d'un procédé de stérilisation, la vigilance maternelle pousse la précaution jusqu'à chauffer le lait directement dans la bouteille qui sera offerte à l'enfant, après qu'une tétine aura remplacé l'obturateur. Mais, par malheur, à ce moment, la jeune mère, sans s'en douter, annule le résultat obtenu avec tant de soin : cachés dans un recoin, dans une ouverture de la tétine, plus ou moins lavée par une nourrice inhabile et insouciante, les germes nocifs qui ont pullulé depuis la précédente tétée, entraînés dans le courant du lait ironiquement aseptisé, passent dans les voies digestives, du bébé, pour y ensemencer diarrhées, dyspepsie, vomissements, choléra infantile. (1)

Nous avons encore présente à la mémoire l'énumération des cryptogames découverts par M. H. Fauvel en 1881, dans les biberons des crèches de Paris. Sur 31 bouteilles examinées, 28 étaient envahies par une luxuriante végétation microbienne qui s'étendait jusque dans les tubes et les tétines *lavées à la façon ordinaire*. Et même des globules de pus furent trouvées dans deux tétines ayant servi à des enfants dont la bouche portait des érosions. Si l'on considère que, pendant la succion, la salive pénètre dans la tétine avec ses microbes et ses ferments, on voit s'ouvrir tout un noir horizon de contages.

Pourquoi ne pas faire participer au traitement stérilisateur la tétine elle-même ?

Voici comment atteindre ce but en portant l'asepsie sur le lait, le biberon et la tétine sans le concours d'accessoires compliqués :

Le biberon, un biberon sans tube, une bouteille quelconque, après avoir été rempli de lait est muni de sa tétine. Cette dernière est elle-même recouverte par *une coiffe conique* en caoutchouc, solidement maintenue au goulot du flacon par l'enroulement d'un fil fort à sa base.

Le biberon ainsi armé est porté au bain-marie ; après une ébullition d'environ quarante minutes il est refroidi assez rapidement.

Lorsque, pour l'usage, on enlève la coiffe stérilisatrice qui a servi d'obturateur contre la rentrée de l'air, on est certain de présenter à l'enfant une tétine encore sous l'influence aseptisante à laquelle elle a participé en même temps le lait et la bouteille.

En effet, un thermomètre placé dans le sommet de la

---

(1) Hessling, *Archives de Virchow*, 1886.

tétine pendant l'ébullition du bain-marie,le lait étant à 100°, marque 87° centigrades, température au moins égale à celle de la pasteurisation. (1)

Pour plus de précaution, on peut même, pendant l'ébullition du bain-marie, amener le lait au contact des parois de la tétine. Dans cette opération, la dilatation de l'air, la vaporisation du lait exercent une poussée sur les parois de la coiffe ; c'est pour limiter le volume de cette expansion que la forme conique a été choisie comme la plus restreinte. Une tétine de l'épaisseur de celles qui ont servi aux essais (0,0015 mill.) a pu résister à la pression correspondant à la température intérieure de 115°, obtenue par un bain-marie au carbone de potasse en solution, température fatale au bacille de la tuberculose ; mais la distension était telle qu'un éclatement était à craindre. Pour faire face à ces pressions il serait facile d'avoir des coiffes plus épaisses, plus résistantes.

Au bout de quatre ou cinq jours, les parois de la coiffe s'affaissent, s'appliquent même l'une sur l'autre, très probablement l'oxygène emprisonné est absorbé par quelqu'un des éléments du lait. En attendant que l'analyse vienne confirmer cette supposition, elle nous paraît très rationnelle.

Cet aplatissement de la coiffe par raréfaction des gaz dans l'intérieur du biberon, peut même, mais jusqu'à un certain point, servir de critérium de bonne stérilisation ; en effet, en cas de stérilisation imparfaite, les ferments divers entrent en fonction avec dégagement de gaz qui dilatent la tétine.

Le lait traité par cette méthode répond aux exigences de l'hygiène familiale ; après huit jours de conservation, il a toutes les qualités du lait stérilisé par la chaleur ; après quatre mois il présente les caractères suivants :

Saveur fade,

(1) Cette différence de température entre l'air de la tétine et le lait de la bouteille, provient de ce qu'une partie de la chaleur est transformée en travail d'expansion sur les parois élastiques.

Couleur normale,

Odeur très caractérisée de *suif*, faisant prévoir une altération de la substance des globules graisseux, probablement par absorption de l'oxygène de l'air emprisonné. Cependant l'examen microscopique montre ces globules restés parfaitement nets et sphériques dans un milieu complètement dépourvu de vibrions, ferments ou mycelliums.

L'ébullition fait monter ce lait sans le faire tourner et provoque la formation de la peau (frangipane).

Le lactose n'a pas sensiblement varié (45,40 avant l'opération ; 44,95 après), ni la caséine (33,50 avant, 33,30 après).

Ces caractères : couleur normale, invariabilité du sucre et de la caséine, permettent de conclure à l'absence des microorganismes de l'altération du lait, qui ont été ramenés à trois catégories par Hueppe : (1)

1° Les uns agissant par la formation d'acides (bacilles courts transformant le sucre en acide lactique et en acide carbonique) ;

2° Les autres, plus nombreux, agissant à la manière de la présure, dissolvant, peptonisant la caséine et la transformant en autres produits de dédoublement ;

3° Les troisièmes agissant comme pigments (bacilles verts fluorescents, dont les cultures sur gélatine se comportent comme les bacilles qui font le lait bleu).

L'inconvénient de l'odeur de suif pourrait être évité en chauffant le lait dans le flacon ouvert avant d'adapter la coiffe, pour chasser l'air au préalable.

Cependant, si le lait doit être consommé peu de jours après la stérilisation, il vaut mieux placer la coiffe avant de chauffer, les gaz et les vapeurs emprisonnés sont ensuite réabsorbés et le lait n'en conserve que mieux ses propriétés caractéristiques.

D'ailleurs, nous l'avons dit, les procédés de stérilisation

(1) *Berliner Kliniche Woschenschrift* (1887).

employés en hygiène domestique ont une portée plus limitée que la durée de conservation de cet échantillon de quatre mois, et nous nous rangeons à l'avis des hygiénistes qui veulent que le lait soit consommé dans les vingt-quatre heures. (1) Dans ce laps de temps et même pour une durée beaucoup plus longue, la stérilisation du biberon complet et de son contenu par la coiffe obturatrice conserve toute sa valeur ; c'est la conclusion que l'on peut tirer des considérations précédentes.

Il est à désirer que l'asepsie de *tout* l'appareil d'allaitement, imposée par les plus élémentaires préceptes de l'hygiène et facilement réalisée par ce moyen si simple qui vient d'être décrit, soit généralement adoptée ; sa vulgarisation contribuerait à restreindre le chiffre de la mortalité des nourrissons. Il suffirait, pour cela, que toutes les mères se rendissent compte de l'importance et des bienfaits de l'asepsie.

(1) Budin. *Progrès médical*, 11 mars 1893. Sur l'allaitement.

IX

UN CAS DE GALE (1)

Je vous demande pardon, Messieurs, d'abuser de votre attention en vous parlant d'une affection banale entre toutes, la gale, puisqu'il faut l'appeler par son nom. Il m'a paru intéressant de vous raconter dans quelles circonstances j'ai pu en prévenir l'invasion et éclairer un brave épicier qui, antérieurement, à Bordeaux, avait été victime des ébats et de la fécondité d'un sarcopte qu'il croyait n'avoir jamais existé que dans le cerveau de son médecin.

Cette petite note prouvera une fois de plus que l'observation découvre souvent, dans des faits qui peuvent paraître sans importance, l'explication de bien des phénomènes, la clé de bien des mystères.

Le fait est déjà ancien, il date de cinq ans. La crainte de discréditer un commerçant, qui maintenant n'habite plus à Commentry, me fit oublier longtemps l'aventure.

Certain jour, au moment de savourer en famille un délicieux café, sucré à point, d'un arôme inconnu des établissements qui en usurpent le nom, j'aperçus *nantes in gurgite vasto* de la tasse, certains points blancs que je pris d'abord pour quelques parcelles de la cendre de ma cigarette. J'allais les retirer délicatement, quand s'imposa à moi la réflexion que pour être des cendres de tabac il y manquait des points noirâtres incomplètement calcinés. Cette bizarre remarque tourna à l'obsession. A la fin, n'y tenant plus, je portai sous

(1) *Bulletin de la Société des Sciences Médicales de Gannat*, 49° année, p. 77.

l'objectif de mon microscope une goutte du café prélevée vers les points grisâtres. Alors jugez de ma surprise, je vis, non pas s'agiter, ils étaient cuits, mais s'étaler dans la quiétude du dernier sommeil, une demi-douzaine d'acari sacchari qui, véhiculés par le sucre, après avoir trouvé une mort affreuse dans l'infusion bouillante, allaient être précipités dans mon estomac comme tombeau.

Je fis appeler l'épicier, lui fis voir les animaux féroces qu'il couvait, qu'il élevait, qu'il répandait dans le pays à son insu, et lui conseillai de détruire son sucre.

Pendant que je lui faisais ces recommandations, je voyais sa physionomie s'illuminer. Se frappant le front, presque joyeux, il me dit alors qu'il avait l'explication d'une gale attrapée quand il était garçon épicier chargé du cassage des sucres, gale qu'il avait considérée comme une mauvaise interprétation d'une maladie de peau, malgré les affirmations du médecin, qui cependant avouait ne pas s'expliquer l'origine de la maladie.

Le docteur, qui probablement ne connaissait pas la profession de son malade, s'expliquait peut-être autrement le commencement de l'affection. Son opinion était sans doute celle que le docteur Lallier exprimait certain jour à un de mes amis que je lui avais amené à Saint-Louis : « Vous ne « savez pas où vous avez pris la gale ? Mais *entre le mortier* « *et le pilon*, Monsieur le Pharmacien ! » Permettez-moi, Messieurs, de terminer cette petite note sur l'acarus sacchari par ce mot inédit, et un peu risqué, du célèbre dermatologiste.

X

NOTE SUR UN PROCÉDÉ DE CONSERVATION DES CADAVRES ET DES MATIÈRES ANIMALES DESTINÉES AUX RECHER-CHES TOXICOLOGIQUES.

En 1885, frappé de la facilité avec laquelle l'essence de térébenthine se résinifie en présence des oxydants, j'eus l'idée d'utiliser cette propriété pour la conservation des cadavres.

Jusqu'ici, les procédés employés consistaient, pour la plupart du temps, soit à modifier la substance animale par des agents chimiques (alun, tannin), soit à la rendre im-putrescible par l'addition d'antiseptiques tels que le bichlo-rure de mercure, soit à faire intervenir les deux procédés, ainsi que le pratiquaient d'ailleurs les Egyptiens. Leurs momies saturées de natron, bourrées d'aromates, ont bravé les siècles sous leurs bandelettes imprégnées de naphte et d'huile de cèdre qui les garantissaient contre les agents extérieurs de destruction.

Je me demandais si on ne pourrait pas, à l'instar des Egyptiens, enduire de résine non pas la surface du corps mais chaque cellule, chaque fibre animale, si je puis ainsi perler, en substituant à l'eau qui les pénètre l'essence de térébenthine, résinifiée ensuite par l'oxygène.

Je fis mon expérience sur un petit moineau tombé du nid que je trouvai mort sous les arbres du Luxembourg. Je commençai par retirer l'eau du corps de l'oiseau en le maintenant pendant trois semaines en présence de l'acide sulfurique; je le plongeai ensuite dans l'essence de téré_benthine pendant deux mois, au bout de ce temps je le mis sous une cloche où, à divers intervalles, pendant plusieurs jours, je fis passer un courant d'oxygène naissant. Quand je retirai mon oiseau, il était complètement desséché, l'essence s'était résinifiée, et j'eus quelqu'espérance de voir mes prévisions réalisées. Je dois dire cependant que ma confiance n'était pas absolue, et j'enduisis le petit moineau avec une solution de gomme laque.

Plus tard, je regrettai d'avoir passé cette sorte de vernis, et je voulus tenter de nouveaux essais plus concluants ; c'est alors que j'eus l'occasion d'observer un fait qui m'a paru devoir rendre quelques services dans les expertises médico-légales.

Le 14 du mois de mai 1886, je me procurai deux oiseaux morts, un serin et une linotte ; comme la première fois ; je les mis sous une cloche en présence d'acide sulfurique et de potasse caustique. Mais mes occupations me firent abandonner complètement mes petits oiseaux. Ils passèrent tout l'été dans leur tombeau de verre, au milieu d'un petit cabinet mal aéré où la température était parfois très élevée.

Le 12 septembre suivant, quatre mois après, j'enlevai enfin la cloche m'attendant à trouver mon serin et ma linotte en décomposition. Je fus agréablement surpris de constater qu'ils étaient aussi frais que le premier jour, mais complètement desséchés et ne répandant pas d'autre parfum que celui de *poudre de viande*. Je coupai en deux la linotte et j'en conserve une moitié dans une boîte découverte, exposée à la chaleur, à l'humidité, aux ferments, aux germes de l'atmosphère. Cette sorte de momification est analogue au moyen employé dans les pays chauds pour conserver les viandes en les séchant au soleil.

Si le temps vient confirmer mon expérience, cette dessication pourrait avoir d'utiles applications. Je ne parlerai pas des conserves alimentaires, des momifications qui primeraient la crémation ; mais j'attirerai l'attention sur les avantages de ce procédé au point de vue médico-légal pour la conservation des pièces à conviction dans les cas d'empoisonnement.

Souvent les toxicologistes sont arrêtés dans leurs recherches par la présence de certaines substances étrangères introduites comme antiseptiques, qui arrêtent leurs expertises, en les paralysant, comme l'essence de térébenthine dans l'empoisonnement par le phosphore, ou en les déroutant comme le font certains poisons antiputrides (chloral, bichlorure). J'avoue que ces substances sont rarement employées mais leurs inconvénients ne se présenteraient plus avec ce mode de conservation facile à généraliser parce qu'il est très simple, et qu'il ne demande aucun élément étranger. J'ajouterai que certaines études parfois peu agréables seront entreprises sans répugnance, et par conséquent conduites avec plus de persévérance et de courage.

*
* *

Poursuivant mes essais, j'ai eu la satisfaction d'obtenir des résultats qui m'ont permis d'étendre les principes et le mode opératoire de ce procédé de momification à la conservation des cadavres et à celle des pièces anatomiques.

C'est par dessication des tissus et leur pénétration d'essence de térébenthine, résinifiée ensuite, qu'avaient été conservées les pièces que j'ai présentées au Congrès des Sociétés savantes de 1888. (1) Devant les inconvénients que peut présenter l'essence de térébenthine dans l'empoisonnement par le phosphore, j'ai cherché une autre substance inerte pour imprégner les tissus.

Deux cobayes morts par étouffement, intacts, l'estomac encore bourré d'aliments, les intestins remplis d'excréments

(1) *Journal Officiel*, 26 mai 1888, page 215.

et, naturellement aussi de germes de putréfaction multiples, ont été conservés par dessication préalable, suivie d'un bain prolongé dans une solution alcoolique de baume de Tolu.

Mais à la rigueur, dans ce cas-là, la réussite pouvait être attribuée à l'action antiseptique de l'acide cinnamique et de l'acide benzoïque du baume de Tolu.

Depuis j'ai pu obtenir des résultats très concluants avec une autre substance absolument neutre, la paraffine.

Voici sommairement la marche que j'ai suivie en employant cette substance.

La consistance solide de la paraffine et le désir de conduire plus rapidement l'expérience, m'a fait apporter quelques petites modifications au procédé.

Dans un récipient de forme cylindrique, en tôle d'acier, à fermeture bien étanche, diverses pièces anatomiques ont été placées (un cœur et quelques morceaux de chair de brebis). Un vase de forme haute, à large ouverture, à demi rempli d'acide sulfurique, a été déposé au milieu de ces objets. Par la tubulure du couvercle le récipient métallique a été mis en communication avec une trompe à faire le vide (Trompe de Kumkel) ; un petit fourneau à gaz placé sous le récipient entretenait la température entre 60 et 65°.

Cette intervention combinée de la raréfaction d'air, de l'élévation de température et de l'action hygroscopique de l'acide sulfurique a amené, en moins de 2 jours, une dessication complète des objets enfermés dans le récipient.

A ce moment, le vase d'acide sulfurique a été retiré, et, sur les pièces desséchées, de la paraffine fondue a été versée en quantité suffisante pour les recouvrir d'une couche de trois ou quatre centimètres d'épaisseur. Le récipient a de nouveau été fermé hermétiquement. La tubulure du couvercle fut mise en communication avec une pompe de compression. L'air et les vapeurs que peut dégager la paraffine furent refoulés de façon à porter à 3 athm. la pression intérieure du récipient.

Enfin au bout de deux jours les objets furent retirés et égouttés à température de 70° pour les débarrasser de l'excédent de paraffine.

Les pièces qui ont été ainsi traitées il y a deux ans sont admirablement conservées.

Je n'ai gardé en ma possession que le cœur de brebis qui a toujours fort bel aspect ; il ne dégage aucune odeur, sa couleur acajou foncé et le ton mat qu'il rend à la percussion le feraient presque prendre pour un morceau de bois.

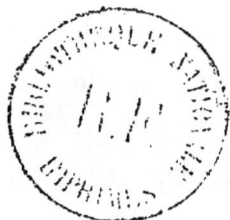

TABLE DES MATIÈRES

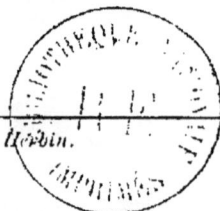

Montluçon. — Imp. A. Herbin.